HYGIÈNE

DES

AFFECTIONS VEINEUSES

CONSEILS

AUX CONVALESCENTS DE PHLÉBITE ET AUX VARIQUEUX

PAR

LE Dr H. HANNEQUIN
Ancien interne des Hôpitaux de Paris
Médecin consultant à Bagnoles-de-l'Orne.

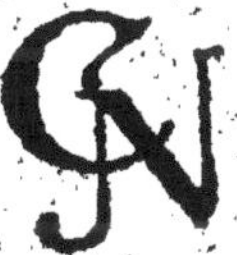

PARIS
C. NAUD, ÉDITEUR
3, RUE RACINE, 3

1903

HYGIÈNE

DES

AFFECTIONS VEINEUSES

DU MÊME AUTEUR

1° La cure des affections veineuses à Bagnoles-de-l'Orne.
2° Les seules affections justiciables de Bagnoles-de-l'Orne.
3° Le bain à Bagnoles-de-l'Orne.
4° La mobilisation dans les suites de phlébite.
5° L'effleurage.
6° Conduite à tenir dans la phlébite.
7° Les suites de phlébite.
8° L'avenir du phlébitique. Rechutes et récidives.
9° La phlébalgie et son traitement, l'effleurage des veines.
10° Manifestations veineuses de la grippe.
11° Hygiène des affections veineuses. Conseils aux convalescents de phlébite et aux variqueux.
12° Hérédité veineuse, phlébites familiales (en collaboration avec le Dr Hirtz).
13° Étude sur l'arthritisme.

HYGIÈNE

DES

AFFECTIONS VEINEUSES

CONSEILS

AUX CONVALESCENTS DE PHLÉBITE ET AUX VARIQUEUX

PAR

Le Dr H. HANNEQUIN
Ancien interne des Hôpitaux de Paris
Médecin consultant à Bagnoles-de-l'Orne.

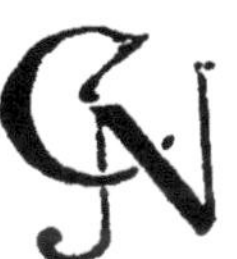

PARIS
C. NAUD, ÉDITEUR
3, RUE RACINE, 3

1903

A MES MALADES

Ce livre vous est destiné ; en l'écrivant mon seul but a été de vous être utile ; vous le consulterez avec fruit dans vos moments de loisir. Les conseils et les recommandations que vous y trouverez, presque à chaque page, contribueront, je l'espère, pour une bonne part à votre guérison. Donnés de vives voix, ils auraient été vite oubliés ; écrits ils resteront mieux gravés dans votre esprit. Entre le malade qui souffre et le médecin qui console, soulage et parfois guérit, il s'établit toujours un courant de confiance et de sympathie (j'entends ce sentiment dans la belle et noble acception de son sens étymologique : συν avec, παθειν souffrir), qui fait partager au médecin les souffrances de son malade et l'encourage à faire appel à toutes les ressources de son art pour le guérir.

Mais le rôle du médecin n'est pas seulement de guérir, il est aussi de prévenir. Ayant souffert de l'affection dont vous souffrez, j'ai été amené, tout naturellement, à faire une étude spéciale des mesures de précaution et d'hygiène qui pouvaient en favoriser la guérison ou en prévenir le retour. Ce sont ces mesures de [illegible]caution et d'hygiène que nous allons étudier en[illegible]ble, si vous le voulez bien.

Avant de commencer cette étude, laissez-moi vous rappeler aussi brièvement que possible les propriétés de l'eau de Bagnoles-de-l'Orne et les affections justiciables de la station.

Grande source de Bagnoles-de-l'Orne

T. 26°.

Analyse faite au laboratoire de l'École des Mines en 1896.

(Composition calculée)	par litre
Acide carbonique libre	0gr,0063
Silice	0,0135
Bicarbonate de fer	0,0022
— de chaux	0,0092
Phosphate de chaux	0,0009
Sulfate de chaux	0,0034
— de magnésie	0,0036
— de potasse	0,0050
— de soude	0,0128
Arséniate de soude	faibles traces.
Chlorure de sodium	0,0164
— de lithium	traces.
Matières organiques	0,0021
TOTAL	0gr,0754

Eau chlorurée sodique, silicatée sulfatée avec traces d'acide phosphorique, d'arséniate de soude, de fer et de lithine.

Bagnoles-de-l'Orne, station thermale.

Eau très faiblement minéralisée.

Chlorurée sodique, 0,016^{gr} ; silicatée, 0,013^{gr} ; sulfatée, sodique 0,012^{gr}.

A peine chaude, T. 26°.

Excitante légère et remontante comme toutes les eaux thermales indéterminées.

Régulatrice de la circulation, décongestionnante et résolutive; parait agir en faisant contracter les fibres musculaires lisses des petits vaisseaux, en tonifiant le système veineux. Cette action lui est propre; elle ne se retrouve dans aucune autre station.

Possède une efficacité remarquable dans les affections veineuses et les affections utérines. S'est complètement spécialisée dans la cure de ces affections.

I. — Indications thérapeutiques.

1° *Affections veineuses. Suites de phlébite récente ou ancienne.*

Varices, varicocèles, hémorroïdes, varices pelviennes, etc.

Varicocités, veinosités, marbrures, taches et rougeurs de la face et des membres.

Troubles de la circulation périphérique par ralentissement et stase.

Troubles congestifs de la ménopause.

États congestifs, inflammatoires, spasmodiques et douloureux des veines.

Périphlébite rhumatismale et goutteuse.

Rhumatisme veineux.

Phlébalgie, éréthisme veineux douloureux, spasmes vasculaires.

Névralgie variqueuse et tout spécialement sciatique variqueuse.

2° *Affections utérines caractérisées comme les affections veineuses types par l'atonie vasculaire et la congestion passive.*

Fausses métrites : congestion utérine, engorgement, états de subinvolution utérine.

Métrites vraies (infectieuses) à lésions parenchymateuses et à symptômes congestifs prédominants.

3° *Rhumatismes chroniques coïncidant avec un état douloureux des veines qui commande le choix de la station.*

II. — Contre-indications.

Phlébites cachectiques.

Phlébites à poussées multiples, répétées, subintrantes, atteignant successivement les veines superficielles et profondes des membres et du tronc, le plus souvent symptomatiques d'un état général mauvais, d'une infection de cause et de nature indéterminée.

Métrites à lésions catarrhales prédominantes.

Corps fibreux provoquant d'abondantes métrorrhagies.

III. — Éléments de la cure.

Le bain, élément essentiel, fondamental du traitement thermal.

Les moyens adjuvants du bain ;

La mobilisation des membres, l'effleurage et le massage pour les suites de phlébite.

L'irrigation vaginale pour les affections utérines, *la douche périnéale* pour les hémorroïdes.

L'eau prise en boisson pour les manifestations diathésiques concomitantes (gravelle, goutte).

IV. — Résultats cliniques.

Corrige l'atonie vasculaire complètement si elle est accidentelle, incomplètement si elle est héréditaire, fait disparaître la congestion des tissus, provoque la résolution des lésions inflammatoires non encore transformées en tissu fibreux.

Saison ouverte du 1er juin au 1er octobre.

Bagnoles-de-l'Orne, station de villégiature.

Bagnoles-de-l'Orne n'est pas seulement une station thermale, c'est aussi une station de villégiature, un séjour de choix pour les enfants, les convalescents, les anémiés, les fatigués par les travaux intellectuels ou le séjour dans les grandes villes *et surtout pour les néropathes et les neurasthéniques.*

Aux bons effets *d'une cure thermale* viennent s'ajouter pour tous ces malades les avantages d'une *cure d'air* faite dans un milieu calme et reposant, dans un pays de forêts, remarquable par la beauté de ses sites et le charme de ses promenades.

Altitude : 240 mètres à peine au-dessus du niveau de la mer.

Distance de Paris : 248 kilomètres (Ligne de Paris-Granville).

Le convalescent de phlébite.

Quand le malade atteint de phlébite se lève vers le 30e jour de la période apyrétique, il n'est pas encore guéri, il est seulement convalescent de phlébite, il peut à peine se tenir debout ou faire quelques pas soutenu par le bras d'un aide, souffrant de ses veines distendues par le sang, de ses articulations toujours plus ou moins ankylosées, n'osant s'appuyer sur sa jambe malade qui lui refuse tout service, faisant instinctivement supporter tout le poids du corps à la jambe saine, ne sachant plus ni marcher, ni s'asseoir, ni se lever, ni monter, ni descendre, ni se tenir debout, ni même conserver son équilibre, ayant besoin de refaire complètement l'éducation de ses muscles qui ont perdu l'habitude de se contracter d'une façon synergique pour produire un mouvement voulu. Ces symptômes morbides s'atténuent peu à peu pendant les mois suivants, mais ne disparaîtront complètement qu'au bout de plusieurs années. *C'est la période chronique qui commence, période longue quand la phlébite a siégé sur les veines profondes, interminable pour le malade impatient de guérir et de reprendre sa vie ordinaire.* Pendant longtemps le convalescent de phlébite ne peut supporter la moindre fatigue sans éprouver des douleurs distensives et être menacé de rechute, ne peut marcher un peu vite sans ressentir dans les muscles du mollet, notamment, des sensations doudouloureuses et des crampes qui le forcent parfois de s'arrêter brusquement.

L'amélioration ne se produit qu'avec une extrême lenteur, subit à chaque instant des temps d'arrêt, parfois même est entravée par de légers retours offensifs, caractérisés par l'accentuation des douleurs, de l'œdème et de l'impuissance du membre, qui surviennent sans cause appréciable, ou à la suite *d'une longue station debout, d'une marche un peu plus prolongée* et retardent d'autant la guérison ; on dirait que la nature est impuissante à parachever son œuvre ; c'est alors qu'il faut lui venir en aide, qu'il faut rompre les adhérences articulaires par la mobilisation des membres, réveiller les réactions organiques languissantes pour provoquer la résorption des dernières traces d'œdème et des exsudats interstitiels, faire disparaître, en un mot, tous les symptômes déterminés par l'inflammation veineuse, le barrage vasculaire et la longue immobilisation du membre, si l'on veut empêcher les tares héréditaires de faire dévier le processus inflammatoire vers la sclérose et l'état chronique de se constituer d'une façon définitive et irrémédiable. Grâce à l'emploi de ces différents procédés sagement associés à la cure thermale, les réactions organiques s'orientent de nouveau vers la guérison et provoquent rapidement, dans les cas les plus favorables, non pas la *restitutio ad integrum*, non pas le retour complet des parties affectées à l'état normal, puisque toute veine atteinte de phlébite oblitérante se transforme peu à peu en cordon fibreux, *mais le retour complet de la fonction malgré la perte de l'organe* en facilitant l'établissement d'une circulation collatérale destinée à compenser la lésion existante, c'est-à-dire à faire disparaître complètement tous les troubles circulatoires qu'elle a déterminés. Beaucoup de malades se reconnaîtront dans ce portrait qui a été le mien et celui de tous les convalescents de phlébite grave aujourd'hui guéris par les eaux de Bagnoles-de-l'Orne.

L'avenir du phlébitique.

Il est subordonné à la gravité de la phlébite (c'est-à-dire à l'importance et au nombre des veines oblitérées) mais surtout à *l'état de résistance des parois veineuses et au mode réactionnel de l'organisme* qui renforce immédiatement les veines dilatées en provoquant l'hypergenèse de leurs éléments musculaires lisses et conjonctifs ou fait dévier le processus inflammatoire vers la sclérose, c'est-à-dire détermine la formation d'un tissu de remplissage dénué de résistance qui cédera un jour ou l'autre sous la pression excentrique du sang.

On peut diviser les malades jadis atteints de phlébite en trois catégories:

Les uns sont complètement guéris ou du moins le paraissent ; ils n'ont ni stase sanguine, ni œdème, ni troubles circulatoires d'aucune sorte, ni pesanteur, ni gêne à la marche : ils peuvent vivre de la vie ordinaire, comme si la lésion n'avait jamais existé ; ils peuvent supporter la fatigue, faire de longues courses à pied, à bicyclette ou à cheval, se livrer à tous les exercices de sport comme s'ils n'avaient jamais eu de phlébite ; ce sont les privilégiés ; ils ne forment pas légion mais sont plus nombreux qu'on ne pense. Chez eux les voies de suppléance sont si parfaites, la lésion est si bien compensée que tous les troubles qui pourraient résulter de l'oblitération veineuse se trouvent complètement annihilés.

Les autres, les malades de la seconde catégorie paraissent, eux aussi, complètement guéris, mais à la condition de ne pas demander à leurs veines l'excès de travail qu'elles ne peuvent plus donner ; eux aussi peuvent vivre de la vie ordinaire mais à la condition d'éviter toute fatigue qui risquerait de provoquer des symptômes d'insuffisance, des douleurs distensives ou des menaces de rechute, car la compensation de leur lésion, l'adaptation de leurs veines au nouveau régime circulatoire imposé par l'affection veineuse, suffisante pour faire équilibre à un excès de tension moyenne cesse de l'être quand cet excès de tension dépasse certaines limites ; la somme de fatigue nécessaire pour provoquer la rupture de la compensation n'est pas la même chez tous ces malades ; elle varie avec le degré de résistance des voies de suppléance. Une marche précipitée ou prolongée suffira chez les uns pour donner naissance à des troubles circulatoires qui se traduiront par une sensation d'impuissance, de fatigue, de crampe ou de douleur subite forçant le malade à s'arrêter ou à ralentir son allure ; il faudra chez d'autres pour déterminer ces mêmes troubles une cause plus longuement ou plus fortement agissante, une excursion de montagne, une partie de chasse, une course prolongée à cheval ou à bicyclette, un exercice de sport exigeant soit un effort longtemps soutenu, soit des efforts brusques et répétés.

Si le malade a la sagesse et aussi la possibilité d'éviter toutes les causes qui peuvent amener la rupture de l'équilibre circulatoire, il peut vivre avec sa lésion sans en être trop incommodé ; dans le cas contraire, le retour des mêmes accidents exagérant chaque jour les lésions déjà existantes *il finira par tomber dans un état d'insuffisance ordinaire ou d'infirmité relative.*

C'est l'état ordinaire des malades de la troisième catégorie dans laquelle viennent se ranger tous les ex-phlébitiques ne pouvant plus demander à leurs veines qu'un minimum de travail très restreint, ne pouvant plus vivre de la vie ordinaire, devenus variqueux et s'exposant à un rechute dès qu'ils cessent de s'astreindre aux précautions et aux ménagements que réclame perpétuellement leur état. Ce sont les plus mal partagés ; une station debout, une marche modérée, une simple dépression barométrique suffit parfois pour provoquer la congestion de leurs veines et les faire souffrir.

C'est l'état transitoire des convalescents de phlébite grave récente qui s'acheminent doucement vers la guérison ; c'est l'état définitif des malades dons les veines atteintes de dystrophie héréditaire ou affaiblies par des formations néo-fibreuses provoquées par les tendances congestives et sclérogènes de l'organisme se laissent dilater passivement sans réagir soit primitivement soit consécutivement à la rupture d'une compensation passagère ou ayant duré de longues années.

Voyons comment les choses se passent dans ces différents cas.

Et tout d'abord comment se fait le rétablissement de la circulation dans le membre atteint de phlébite ?

Le sang qui revient des extrémités du membre malade vers les cavités droites du cœur trouvant les voies de retour fermées passe par les veines secondaires qui se dilatent peu à peu sous l'excès de tension dont leurs parois sont le siège ; la dilatation d'abord limitée aux plus grosses veines collatérales s'étend peu à peu aux veines de plus en plus petit calibre et finit par se généraliser à tout le système veineux du membre inférieur. *C'est un phénomène d'ordre purement passif* provoqué par l'excès de tension qui résulte du barrage vasculaire et destiné à donner aux voies de suppléance, l'élargissement nécessaire au passage du liquide sanguin qui doit s'écouler en plus grande quantité par elles ; il commence immédiatement après la formation du caillot, mais ne devient réellement visible et appréciable qu'au fur et à mesure que l'œdème disparait : c'est alors qu'on voit se dessiner sous les téguments des membres inférieurs et parfois de l'aine, du pubis et des parties latérales du tronc, quand l'oblitération a porté sur la fémorale ou l'iliaque externe, des veines saillantes, résistantes et fluxueuses qui augmentent peu à peu de volume pendant les premiers mois, parfois pendant les premières années de la convalescence, puis finissent à la longue par s'effacer progressivement.

Mais en même temps qu'elles se dilatent, les parois veineuses s'hypertrophient par l'hypergénèse de leurs éléments conjonctifs et musculaires lisses. L'hypertrophie marche de pair avec la dilatation, mais comme elle survient très lentement, elle ne peut empêcher cette dernière de prédominer durant les premiers mois de la convalescence. Ce n'est que plus tard, quand s'est effectué le renforcement des parois veineuses qu'elle peut faire équilibre à la pression sanguine et ramener doucement les vaisseaux dilatés à leur volume normal. A ce moment la lésion est compensée, la nouvelle circulation de retour est assurée : elle se fait par les veines superficielles, par les veines profondes restées libres et, très probablement aussi, par des vaisseaux de formation nouvelle développés dans l'intérieur de la veine oblitérée qui finissent à la longue par amener la vascularisation du caillot : elle remplace parfaitement l'ancienne car, non seulement les voix de retour sont largement ouvertes, mais elles sont consolidées, renforcées par l'hypertrophie compensatrice, *phénomène actif, d'ordre réactionnel, c'est-à-dire défensif*, provoqué par l'organisme pour faire équilibre à l'excès de pression et adapter les veines au nouveau régime circulatoire imposé par le barrage vasculaire.

Cette adaptation des veines est la condition *sine*

qua non de la guérison. Si elle est parfaite la guérison fonctionnelle est absolue, le malade peut vivre de la vie ordinaire, faire de longues marches, supporter la fatigue, se livrer aux exercices de sport sans qu'aucune douleur, aucune gène, aucun trouble circulatoire vienne lui rappeler son ancienne affection veineuse.

Si elle est imparfaite, la guérison fonctionnelle est incomplète, le malade peut encore vivre de la vie ordinaire, mais à la condition d'éviter toute fatigue répétée ou prolongée qui déterminerait l'apparition de symptômes d'insuffisance.

Si enfin, elle n'a pas lieu, le malade est toujours dans un état d'insuffisance ordinaire ou d'infirmité relative ; c'est ce qui arrive quand les veines sont atteintes de dystrophie héréditaire. Elles se laissent alors dilater passivement sans réagir et deviennent variqueuses.

Complète ou incomplète l'adaption des veines peut cesser par rupture de l'hypertrophie compensatrice si, à un moment donné, une tare diathésique fait dévier le processus inflammatoire vers la sclérose ou provoque directement des néoformations fibreuses qui diminuent peu à peu la résistance des parois veineuses. Les varices tardives alors apparaissent avec la rupture de la compensation.

Qu'elles soient *précoces* ou *tardives*, primitives ou secondaires, ces varices sont une cause d'infirmité pour le malade qui ne peut plus supporter la moindre fatigue sans souffrir de ses jambes et s'exposer à la phlébite variqueuse, la plus fréquente de toutes.

Les varices précoces surviennent toujours rapidement, les veines atteintes de dystrophie héréditaire étant absolument incapables de faire équilibre à l'excès de pression qui s'exerce sur leurs parois. Il ne faut pas confondre avec ces varices précoces provoquées par la faiblesse, par la dystrophie héréditaire des veines, les dilatations veineuses, *les varices de surprise*, comme je les appelle, qui surviennent pendant les premiers mois de la convalescence, avant que l'hypertrophie compensatrice ait eu le temps de se produire chez les malades dont les parois veineuses sont résistantes et les réactions organiques normales. Les veines ne se dilatent que parce qu'elles sont surprises à l'improviste par l'excès de tension provoqué par l'oblitération veineuse, mais elles tendent à reprendre leur volume normal au bout d'un certain temps au fur et à mesure que l'hypertrophie compensatrice s'affirme chaque jour davantage. Les dilatations variqueuses qu'elles forment ne sont donc que temporaires, elles ont une tendance naturelle vers la guérison.

Les varices tardives apparaissent lentement, préparées de longue main par la tare héréditaire, par le vice diathésique qui altère la structure intime des parois veineuses et en diminue la résistance. Les phénomènes d'insuffisance caractérisés par de la dilatation veineuse, des douleurs distensives, de la fatigue plus rapide, de l'œdème le soir, ne surviennent d'abord qu'à de rares intervalles, à la suite d'une cause bien définie, puis disparaissent après quelques jours de repos ; ils reviennent plus fréquents, plus accentués, plus durables, au fur et à mesure que la lésion dégénérative fait des progrès et finissent par exister à l'état permanent. Ces varices tardives apparaissent rapidement, parfois, provoquées par de grandes fatigues qui ont accéléré la marche des lésions ou les ont rendues subitement évidentes.

C'est le moment où *les récidives de phlébite, où les phlébites variqueuses* sont le plus à craindre, car le malade prend beaucoup moins de précautions que pendant les premiers mois de sa convalescence et pourtant il court les mêmes dangers. Dans l'immense majorité des cas, c'est-à-dire 80 fois sur 100, ces rechutes de phlébite sont provoquées par la fatigue, plus rarement par le traumatisme ou une maladie infectieuse comme la grippe. *Quant à l'accouchement* il ne peut être par lui-même la cause d'une rechute de phlébite : en effet, pour que celle-ci ait lieu il faut qu'une nouvelle infection se produise et la malade y échappera d'autant plus facilement que l'accoucheur connaissant la phlébite antérieure exagérera les précautions antiseptiques pour en éviter le retour. Il ne faut pas oublier cependant que l'accouchement peut déterminer une rechute en dehors de toute infection nouvelle, peut-être, chez certaines femmes qui présentent une prédisposition tout à fait spéciale aux phlébites, prédisposition qui s'étend parfois à tous les membres d'une même famille et qui explique *ces phlébites familiales* encore assez fréquentes qui surviennent à la suite de la moindre cause occasionnelle.

La rupture de la compensation peut se produire 5, 10, 15 et même 20 ans après la phlébite, provoquant l'apparition de varices, ou une récidive de l'affection première. Il est absolument impossible d'affirmer à l'avance, même quand on possède la connaissance complète des antécédents personnels et héréditaires du malade, si la compensation est définitive ou ne sera que temporaire, aussi je ne cesse de répéter aux convalescents de phlébite qui paraissent complètement guéris et qui pensent que toute mesure de prudence est absolument inutile :

« *N'oubliez jamais que vos veines ont été touchées. Ne cessez jamais de soutenir vos jambes à l'aide de bas élastiques.*

« *Evitez tout surmenage, n'usez qu'avec modération des exercices de sport.*

« *Suivez toujours un régime qui combattra à la fois vos lésions vasculaires et les tendances sclérogènes dont vous êtes atteints.* »

Ces recommandations forment la base de l'hygiène

et du régime que vous avez à suivre. Vous devez commencer à les mettre en pratique dès le début de votre convalescence et ne jamais vous en écarter quelque définitive que vous paraisse votre guérison.

Cette guérison ne sera vraiment complète que lorsque vos veines restées libres, distendues par l'excès de tension seront renforcées par l'hypertrophie et l'hyperplasie des éléments musculaires lisses et conjonctifs qui en forment les parois, que ce renforcement sera suffisant pour faire équilibre à la pression sanguine et faire disparaître complètement tous les symptômes, tous les troubles engendrés par la phlébite oblitérante, en un mot, lorsque votre lésion sera tout à fait compensée.

C'est le propre, c'est la caractéristique de l'eau de Bagnoles-de-l'Orne d'activer, de régulariser la formation de cette circulation collatérale et de tonifier les vaisseaux par lesquelles elle se fait. Mais, pour ne pas compromettre l'intégrité de ces vaisseaux, pour donner aux fibres musculaires lisses qui en forment les parois le temps de s'hypertrophier, la force de supporter l'excès de tension auquel elles sont soumises, il faut que cette circulation collatérale se développe lentement, sans à coup, sans distension trop brusque, ni trop rapide, comme celle qui surviendrait sous l'influence de la fatigue ou d'efforts répétés ; sans quoi, les veines ne pouvant s'adapter au surcroît de travail qui leur est demandé, se laisseraient distendre sous la pression sanguine exagérée qu'elles supportent et deviendraient variqueuses. *C'est, presque toujours, à la distension trop brusque, trop rapide des veines chargées de rétablir la circulation que paraissent dues les varices qui surviennent dans les membres atteints de phlébites.*

Si donc vous voulez mener à bonne fin votre cure, et obtenir une guérison complète, vous devez faire tout ce qui est en votre pouvoir pour aider l'action des eaux, pour faciliter le rétablissement doucement progressif de cette circulation collatérale qui est votre sauvegarde, mais aussi vous devez éviter toutes les causes qui provoquent ou favorisent cette accumulation de sang dans les veines du membre malade, cette hypertension veineuse qui constitue le danger, car elle compromet l'intégrité de vos vaisseaux, elle peut en altérer la structure, elle peut même déterminer des rechutes de l'affection dont vous venez demander la guérison à la station.

Examinons donc ce que vous devez faire pour favoriser votre guérison et ce que vous devez éviter pour ne pas vous exposer à une rechute.

Ce que vous devez faire.

Le repos et l'exercice vont constituer les deux auxiliaires les plus puissants de votre traitement. Le seul exercice qui vous sera permis aussi longtemps que dureront vos troubles vasculaires est la marche bien comprise, c'est-à-dire la marche régulière, graduée, méthodique, qu'elle se fasse sur un terrain plat ou en pente, peu importe : le principal est que vous fassiez supporter le poids du corps aussi bien sur la partie antérieure du pied que sur le talon et que vous n'oubliiez pas *que vous refaites l'éducation de vos veines et ne devez jamais les surmener.* Par les pressions réitérées des pieds sur le sol, par les alternatives de contraction et de relâchement musculaire qu'elle provoque, la marche favorise puissamment la circulation en vidant les veines du pied et de la jambe du sang qu'elles contiennent et en mettant en jeu leur élasticité et leur contractilité ; de plus, elle rend de l'énergie et de la vitalité aux muscles qu'une immobilité prolongée avait atrophiés, car dans tout muscle qui se contracte les fibres existantes s'hypertrophient et il s'en forme de nouvelles. En marchant vous refaites donc vos muscles en même temps que vous refaites vos veines, mais, pour être efficace et salutaire, la marche ne doit pas être poussée jusqu'à la fatigue. Contentez-vous donc, au début de votre traitement, de faire de courtes promenades coupées de temps de repos.

La fatigue produite par la distension veineuse survient rapidement et disparait de même. il vous suffira donc de vous reposer pendant quelques instants pour retrouver l'usage de vos jambes ; mais reposez-vous toujours à nouveau dès que la fatigue commencera à se faire sentir, regardez-la comme un avertissement de la nature qui vous ordonne de ne pas aller plus loin si vous ne voulez pas compromettre l'intégrité des vaisseaux qui travaillent à rétablir la circulation dans votre membre malade. Vos veines, distendues pendant la marche, reprennent leur volume normal quand vous êtes au repos. Ces alternatives de dilatation et de resserrement, cette gymnastique méthodique des muscles lisses de vos veines les fortifie, les rend plus aptes à lutter contre la pression sanguine, et favorise la circulation dans les réseaux superficiels et profonds. *La fatigue, par l'épuisement du muscle et du nerf qu'elle amène, produirait des effets absolument contraires.* Il faut toujours l'éviter. Je connais des malades qui, en arrivant à Bagnoles, pouvaient à peine faire quelques pas sans souffrir et qui, grâce à ces précautions prises, marchaient à la fin de leur saison plusieurs heures sans fatigue. J'en connais d'autres auxquels l'abus de la marche dès les premiers jours a donné une rechute. Ne faites donc, au début de la saison, que de très courtes promenades, puis, au fur et à mesure que les bons effets de votre cure se feront sentir, faites-les graduellement plus longues ; après chacune d'elles, reposez-vous soit sur une chaise longue, soit sur un siège quelconque, mais les jambes horizontalement allongées ; *de même, après votre bain, gardez un repos complet pendant une heure, autant que possible étendu dans votre lit, afin de laisser se poursuivre les effets physiologiques et l'action salutaire du bain que vous venez de prendre.*

Ce que vous devez éviter.

Ce que vous devez éviter, c'est la distension exagérée de vos veines, déjà dilatées par l'exagération fonctionnelle, par le surcroît de travail qui leur est demandé; ce sont toutes les causes qui peuvent provoquer la rechute de l'affection dont vous êtes atteint ; *c'est la station debout prolongée, la position assise sur un siège dont le rebord est trop élevé ou trop dur, les jambes croisées ou trop fléchies ; ce sont plus tard, les exercices de sport* (chasse, équitation, escrime, aviron, bicyclette), les jeux violents (foot-ball, law-tennis, etc.), qui exigent le phénomène de l'effort, portent à son maximum l'hypertension veineuse et produisent fréquemment, comme l'a démontré Delbet, des ruptures musculaires ; *c'est la fatigue produite par un déménagement ou les préparatifs d'un voyage : ce sont les marches rapides, les excursions trop longues, les ascensions pénibles, les parties de chasse trop prolongées ;* ce sont certaines pratiques thermales qui, excellentes en elles-mêmes, justifiées par les affections auxquelles elles s'adressent et qu'elles modifient souvent d'une façon favorable, produisent parfois, des poussées de phlébite sur des veines dont les parois sont altérées. Je veux parler *des demi-bains* qu'on donne dans certaines stations pour décongestionner les parties supérieures et même des *simples bains de pied, du massage suédois et de la douche forte, des bains donnés trop chauds, trop prolongés ou sans interruption* pendant toute la durée de la saison chez les malades excitables ; c'est, d'une façon générale, *la fatigue sous toutes ses formes*, c'est surtout la fatigue par les temps froids et humides, par les basses pressions barométriques, par les grandes variations atmosphériques.

La pression barométrique a une influence considérable sur la bonne tenue de nos veines ; quand elle baisse brusquement, la tension vasculaire diminue ; nos veines, mal soutenues, se laissent dilater et deviennent plus vulnérables, plus accessibles à toutes les causes de congestion ou d'inflammation ; c'est, en général, aux époques de grandes variations atmosphériques, à la fin de l'automne et au début du printemps, que se produisent les rechutes de phlébite, que ces rechutes soient provoquées par la fatigue elle-même ou par une maladie intercurrente, comme la grippe qui est une des causes les plus fréquentes.

En restant longtemps debout, vous supprimez en partie la circulation veineuse dans les membres inférieurs ; n'ayant plus la contraction musculaire pour lutter contre l'action de la pesanteur et favoriser sa progression vers le cœur, votre sang s'accumule dans les veines, pèse de tout son poids sur leurs parois qu'il distend outre mesure et produit cette sensation de trop-plein vasculaire qui vient révéler leur adaptation imparfaite au surcroît de travail qui leur est demandé. Si vous examiniez vos jambes après une station debout prolongée, vous verriez que cette dilatation n'est pas limitée aux grosses veines mais qu'elle s'étend jusqu'aux plus petites qui forment, principalement au voisinage du cou-de-pied, des marbrures bleuâtres ; ce qui se passe à la surface des téguments se passe également dans la profondeur des tissus.

Les veinules qui entourent la gaine des nerfs puis cheminent à l'état de capillaires dans cette gaine et dans les prolongements qui en émanent, finissent elles-mêmes par se dilater et produisent, quand elles deviennent variqueuses, mais *surtout quand elles s'enflamment*, ces sciatiques, peu intenses en général, mais opiniâtres et rebelles, que l'on observe souvent chez les variqueux, et qui parfois précèdent de plusieurs années l'apparition de varices superficielles. *C'est à cette variété de sciatique que conviennent surtout les eaux de Bagnoles-de-l'Orne, car elles font disparaître la névralgie en guérissant la phlébite qui lui avait donné naissance.*

Dans la position assise, sur un siège dont le rebord est trop dur ou trop élevé, les jambes croisées ou trop fléchies, vous comprimez non-seulement vos veines, vous comprimez aussi vos artères, vous nuisez à l'arrivée du sang artériel et au départ du sang veineux ; l'engourdissement que vous ne tardez pas à ressentir est le signe révélateur de la gêne circulatoire que vous avez produite.

Je connais deux malades, guéries récemment de phlébite, qui ont eu une rechute pour être restées assises dans un fauteuil de théâtre pendant toute la durée de la représentation.

Le meilleur siège est celui dont le rebord est fuyant, assez doux pour n'exercer aucune compression sur la partie postérieure des cuisses ; la meilleure position lorsque vous êtes assises est la position les jambes légèrement étendues.

Quant aux exercices de sport et aux jeux violents dont nous avons déjà parlé, je vous les déconseille tous, car tous, comme le fait remarquer le Dr Vaquez, exigent le phénomène de l'effort, car tous réclament l'intégrité parfaite des vaisseaux aussi bien que du cœur et des poumons et leur bon fonctionnement physiologique ; or, vous ne devez pas oublier que, longtemps encore après votre guérison, vos veines présenteront une fragilité qui les rendra plus vulnérables et vous forcera à de grands ménagements. Si vous m'objectez qu'il n'y a qu'une simple question de mesure à observer pour que ces exercices ne soient pas dangereux, je vous répondrai qu'en principe, cela est parfaitement vrai, mais que cette question de mesure étant très difficile à garder, il est plus prudent de vous abstenir. Et d'ailleurs, comment permettre à des variqueux des exercices qui ont de la tendance à donner des varices aux sujets qui n'en ont pas ? *Je ne fais pas d'exception pour la bicyclette, car elle a le gros inconvénient de rendre le sujet inconscient de sa propre fatigue*. Or, c'est la douleur et la fatigue qui préviennent le danger, dit le Pr Debove, elles manquent dans la bicyclette. *Je ne fais même pas d'exception pour la danse, pendant la première année qui suit la convalescence tout au moins*. J'ai vu plusieurs jeunes femmes, qui n'avaient pas eu la force de résister à ce plaisir, compromettre leur cure, retarder leur convalescence et même provoquer une rechute de leur affection.

Plus tard, quand vos lésions vasculaires parfaitement compensées vous permettront de reprendre le cours de votre vie normale, quand l'insuffisance fonctionnelle de vos veines aura complètement disparu et que vous serez capable de faire de longues marches sans fatigue, vous pourrez de nouveau vous livrer à quelques-uns de ces exercices, mais je vous conseille de ne le faire qu'avec réserve, modération et prudence.

Chez beaucoup de femmes arthritiques, *les poussées congestives qui se produisent chaque mois au moment des règles*, du côté des organes du petit bassin, s'étendent souvent jusqu'aux veines des membres inférieurs, se traduisent par une sensation de tension douloureuse très prononcée pendant la marche et, parfois, par une douleur véritable dans les veines variqueuses, ou présentant encore des traces d'inflammation antérieure non complètement disparues. Il est alors de toute nécessité, non seulement d'éviter la fatigue, mais même de garder le repos absolu pendant quelques jours pour éviter les rechutes qui se produisent parfois à ce moment. Les mêmes précautions doivent également être observées à la ménopause, autrement dit au retour d'âge, où la phlébite peut apparaitre pour la première fois, provoquée par ces poussées congestives dont je viens de parler.

Porterez-vous un bas élastique ou une bande Velpeau?

Et tout d'abord, pendant votre convalescence, dès que vous commencez à marcher, devez-vous laisser votre jambe libre ou devez-vous la soutenir à l'aide d'un moyen de contention quelconque ?

Quel moyen de contention devez-vous employer. La bande Velpeau ou le bas élastique ?

Porterez-vous cette bande ou ce bas élastique indéfiniment ou pouvez-vous vous en défaire aussitôt que votre guérison vous paraîtra assurée ?

Pendant votre traitement thermal, si vous portez des bas élastiques, est-il nécessaire de les remplacer par la bande Velpeau, ou pouvez-vous quitter l'un et l'autre ?

Autant de questions auxquelles je vais répondre le plus catégoriquement possible.

Si vous n'avez eu qu'une phlébite ou une périphlébite légère, non oblitérante, qui a évolué en peu de temps, ne donnant lieu qu'à un œdème à peine appréciable, ne vous ayant imposé qu'un court séjour au lit, il est bien évident que vous pourrez laisser votre jambe sans soutien, les suites de phlébite étant aussi bénignes dans ce cas que la phlébite elle-même ; mais, pour peu que l'inflammation veineuse superficielle ou profonde ait été sérieuse, c'est-à-dire ait déterminé l'oblitération du vaisseau, ait occasionné un gonflement prononcé du membre, imposé un long séjour au lit, il faudra de toute nécessité, pendant votre convalescence, soutenir vos jambes à l'aide d'une bande Velpeau ou d'un bas élastique, pour empêcher la distension trop brusque de vos veines et la trop grande accumulation de sang dans ces vaisseaux, pour renforcer leurs parois, leur permettre de lutter contre la pression sanguine et contrebalancer l'action de la pesanteur, car la dilatation étant assez rapide, il n'est pas du tout établi que l'hypertrophie des fibres musculaires lisses qui composent ces parois marchent de pair avec la dilatation. Il faudra, de toute nécessité, soutenir vos jambes pour pouvoir refaire plus facilement l'éducation de vos muscles, pour ne pas donner un surcroît de travail par trop considérable à la jambe saine sur laquelle, instinctivement, vous vous appuyez d'autant plus fortement que la jambe malade est moins bien soutenue, et qui finirait par supporter tout le poids du corps.

Vous emploierez la bande Velpeau aussi longtemps que persistera l'œdème ou le gonflement qui formait l'un des principaux symptômes de votre affection, aussi longtemps que votre jambe présentera des variations de volume, c'est-à-dire que la circulation collatérale ne sera pas en grande partie rétablie ; mais dès que votre membre malade aura retrouvé son volume normal, dès que l'œdème aura disparu ou sera passé à l'état chronique, remplacez la bande Velpeau par le bas élastique. Si, en théorie, la bande Velpeau est parfaite, en pratique elle est loin de l'être. Elle est toujours difficile à bien appliquer par le malade, avec elle, on ne peut jamais suffisamment se rendre compte du degré de compression exercé sur les téguments ; trop lâchement enroulée, elle fait naître une sécurité trompeuse ou se déplace pendant la marche et alors n'est plus d'aucune utilité ; trop serrée, elle produit des étranglements qui gênent la circulation et vont même jusqu'à déterminer des points de gangrène, comme je l'ai constaté à plusieurs reprises. Les bas élastiques sont plus faciles à mettre, plus pratiques, mais, pour être préférables à la bande Velpeau, il faut qu'ils soient souples, sans coutures, qu'ils se moulent exactement sur les tissus qu'ils doivent maintenir sans les comprimer : car en comprimant les veines superficielles ils nuisent à la circulation, en comprimant les muscles, ils tendent à les atrophier. Quelques malades ont la mauvaise habitude de porter des bas très serrés, c'est un grand tort : les muscles trop comprimés s'atrophient graduellement et d'autant plus sûrement que chaque année ces malades sont forcés de faire rétrécir leurs bas de quelques centimètres pour avoir le même degré de compression. Il faut aussi que les bas élastiques s'appliquent sur le cou de pied, sur la partie inférieure de la jambe et sur la naissance du mollet aussi exactement que sur le mollet lui-même : lorsqu'ils font des plis en cet endroit, ils occasionnent fréquemment, comme vous pouvez facilement le remarquer vous-même, la formation d'ampoules veineuses qu'il faut toujours éviter ; c'est là le point délicat de la fabrication des bas élastiques ; il faut enfin qu'ils ne fassent jamais jarretière au-dessous du jarret. Quant aux bas cuissards, ou bas complets, remontant jusqu'à mi-cuisse ou jusqu'à l'aine, avec ou sans genouillères séparées, je ne vous les conseille que dans les cas d'absolue nécessité ; étant donnée la difficulté de les maintenir et les plis que, forcément, ils forment au niveau de l'articulation du genou, ils ont beaucoup d'inconvénients. Ils s'imposent pourtant quand la saphère interne présente, sur tout son parcours, de grosses dilatations variqueuses, plus saillantes encore à la partie inférieure de la cuisse que partout ailleurs ; ils s'imposent également quand les chairs de l'extrémité inférieure de la cuisse et des parties latérales du genou, manquant de fermeté, retombent, pour ainsi dire, sur la circonférence supérieure du bas, qui semble les étrangler, et ont besoin d'être soutenues.

Et maintenant, pendant combien de temps devez-vous porter votre bas élastique?

Ici, il faut distinguer deux cas. Votre phlébite a été superficielle ou profonde.

La phlébite a-t-elle été superficielle ne déterminant qu'un œdème peu prononcé; la circulation se rétablit facilement, les mouvements reviennent vite dans le membre atteint, mais pendant longtemps votre jambe malade se fatiguera plus vite que la jambe saine. Dans ce cas, *vous devez porter votre bas élastique aussi longtemps que votre jambe malade se fatiguera plus vite que la jambe saine*: c'est là le meilleur critérium; pour vous en assurer, vous ferez à plusieurs reprises, à un ou deux mois d'intervalle, une marche d'épreuve poussée jusqu'à la fatigue. Si celle-ci ne survient pas plus vite dans une jambe que dans l'autre, vous pouvez considérer la circulation comme rétablie, la guérison comme à peu près complète, vous pouvez quitter votre bas élastique, mais *ne le supprimez pas brusquement*; pendant quelque temps encore portez un bas plus lâche pour habituer graduellement vos jambes à l'absence de tout soutien. Reprenez votre bas ordinaire quand vous aurez une longue marche à faire (une partie de chasse, une excursion, par exemple), une fatigue quelconque à supporter. Si vos occupations professionnelles vous obligent à une fatigue de chaque jour, je vous conseille de garder indéfiniment vos bas élastiques. En les quittant vous vous exposez fatalement à une rechute.

Votre phlébite a-t-elle été profonde, déterminant un œdème considérable, un séjour prolongé au lit, votre convalescence sera beaucoup plus longue. Quand votre œdème aura complètement disparu, que votre jambe aura retrouvé son volume normal, vous ne serez pas encore guéri; longtemps encore votre jambe malade va rester plus faible, va se fatiguer plus vite que la jambe saine sur laquelle, instinctivement, vous vous appuierez, aussi bien pendant la station debout que pendant la marche, et à laquelle vous ferez supporter tout le poids du corps. Fatiguée par l'excès de travail et de tension veineuse à laquelle vous la soumettez, cette jambe saine deviendra insuffisante et douloureuse à son tour, et cela d'autant plus rapidement que l'excès de travail que vous lui demandez sera plus grand, durera plus longtemps et que vous serez plus prédisposé aux lésions vasculaires. Dans ce cas, *n'hésitez pas à garder votre bas à la jambe malade, n'hésitez pas non plus à porter un bas élastique à la jambe saine*. Vos lésions sont trop accentuées pour que la guérison absolue puisse avoir lieu, pour que le retour à l'état normal puisse se faire. On a décrit, il est vrai, une hypertrophie compensatrice des fibres musculaires lisses des veines qui leur permettrait de lutter contre l'excès de tension auquel elles sont soumises; mais cette hypertrophie n'est que momentanée chez les arthritiques qui font si facilement du tissu scléreux, elle est bientôt remplacée par la dilatation et la sclérose, c'est-à-dire, par la désorganisation plus ou moins profonde des parois veineuses qui ont désormais besoin d'un soutien perpétuel. J'ai essayé à plusieurs reprises de me séparer complètement de mes bas élastiques sans les remplacer par d'autres plus lâches. Je n'ai eu aucun accident aussi longtemps que j'ai pensé que mes jambes, étant sans soutien, avaient besoin de ménagement; mais, quand, oubliant mes lésions vasculaires et voulant faire comme tout le monde, je les ai soumises, sans y penser, à un excès de travail, j'ai eu une rechute.

Dernière question. *Pendant le traitement thermal devez-vous remplacer vos bas élastiques par la bande Velpeau?* Evidemment non. Si vous portez des bas élastiques à votre arrivée à la station, c'est que votre œdème a disparu et que votre jambe malade est revenue à l'état normal ; mais il faut, bien entendu, que ces bas soutiennent vos jambes sans exercer sur elles aucune compression pouvant nuire à la circulation veineuse, toujours plus active pendant le traitement thermal. Portez donc à ce moment des bas anciens déjà distendus par l'usage, qui permettront le libre fonctionnement de vos muscles et de vos veines.

Si vous portez encore une bande Velpeau à votre arrivée à la station, c'est que votre œdème n'a pas complètement disparu, c'est que votre jambe n'est pas revenue complètement à son état normal ou présente encore des variations de volume ; conservez alors votre bande pendant toute la durée du traitement : *gardez-vous bien de la quitter, ce serait une pratique imprudente, pour ne pas dire dangereuse.*

Ce n'est qu'après le traitement thermal que vous pourrez quitter votre bande, soit pour la remplacer par un bas élastique, soit pour habituer graduellement votre jambe à l'absence de tout soutien. (Si votre phlébite a été très légère).

Faits exceptionnels : il y a des malades convalescents de phlébite dont les jambes subissent dans la même journée des variations de volume si fréquentes et si prononcées qu'elles ne peuvent supporter aucun moyen de contention. Il y en a d'autres auxquelles le bas élastique ou la bande Velpeau fait éprouver des sensations d'engourdissement ou de constriction si pénible qu'elles sont forcées d'y renoncer. Les malades de cette catégorie sont astreints à des ménagements infinis et ne peuvent supporter aucune fatigue, ni aucun exercice exigeant le phénomène de l'effort sans s'exposer à une rechute.

Quand on est condamné à porter indéfiniment un bas élastique, il est bon, il est indispensable même, de ne pas laisser sa jambe malade toujours soumise à la même pression : il suffit pour cela de remplacer de temps à temps, pendant quatre ou cinq jours seulement, le bas élastique habituel par un autre plus lâche, pour permettre aux téguments de conserver leur vitalité et aux muscles leur volume normal. Pendant ces journées d'essai qui permettent d'apprécier le degré de guérison de l'affection dont on est atteint, il faut, naturellement, éviter toute fatigue et ne jamais oublier que la jambe malade est moins bien soutenue.

Régime du convalescent de phlébite.

Si votre phlébite est accidentelle, si elle est survenue en dehors de toute tare héréditaire, de tout état diathésique, soit après un accouchement, soit dans le cours ou la convalescence d'une maladie infectieuse, vous pouvez, à la rigueur, vous abstenir de suivre un régime spécial et pourtant il serait plus prudent de le faire, la localisation de l'infection sur vos veines vous ayant révélé un point faible de votre organisme. Si, au contraire, votre phlébite est sous la dépendance d'un état rhumatismal ou goutteux, le régime que vous devez suivre est celui de la diathèse qui a été la cause prédisposante de votre affection, qui l'entretient ou peut en provoquer le retour, c'est-à-dire de l'arthritisme dont on retrouve presque toujours une ou plusieurs manifestations dans les antécédents héréditaires ou personnels des malades atteints de varices ou de phlébite.

Que vous soyez convalescent de phlébite, variqueux ou hémorroïdaire, eczémateux, rhumatisant ou goutteux, ce régime est le même, c'est celui de l'arthritique en général.

Vous devez exclure de votre alimentation, ou n'en faire qu'un usage extrêmement modéré, les viandes conservées, trop épicées, ou faisandées (gibier, charcuterie, à l'exception du jambon), les poissons de mer, les crustacés (homard, langouste), les coquillages, les fromages forts, l'alcool et les boissons alcooliques ou fermentées, les bières fortes et les vins trop généreux : en un mot, toutes les substances qui par la quantité de toxines vaso-constrictives, de principes excitants, ou de déchets nutritifs qu'elles introduisent ou accumulent dans l'économie sont une cause d'irritation permanente pour les parois vasculaires dont elles compromettent l'intégrité ou dont elles accentuent les lésions déjà existantes.

A la liste de ces substances prohibées, ajoutez la rhubarbe, la tomate et l'oseille qui renferment une trop grande quantité d'acide oxalique et prédisposent à la gravelle oxalurique, aux anthrax et à la furonculose (1), les choux, les choux-fleurs, la choucroute, les champignons, les truffes, les acides et les fritures qui vous seront toujours nuisibles si vous êtes légèrement dyspeptique.

Vous pouvez faire usage de tous les autres aliments, des viandes de boucherie grillées ou rôties de préférence, de la volaille, du gibier frais (gibier à plumes, cailles, grives, perdreaux), des féculents, des légumes verts et des fruits.

Faites entrer le lait, les végétaux et les fruits pour une large part dans votre alimentation si vos artères sont touchées, si l'intégrité matérielle de vos organes est compromise : le lait est un excellent aliment, un puissant diurétique, un grand balayeur de toxines et de microbes. Il a de plus l'immense avantage de laisser l'estomac et les artères au repos.

---

(1) Ces légumes ne sont pas les seuls qui contiennent de l'acide oxalique, mais si l'arthritique était forcé d'exclure de son régime tous les aliments renfermant quelque substance théoriquement nuisible, il serait tellement embarrassé pour se nourrir qu'il n'aurait d'autre parti à prendre que celui de ne tenir aucun compte des prescriptions médicales. C'est ce qu'il fait généralement d'ailleurs quand il ne souffre d'aucune manifestation diathésique.

Ne buvez à vos repas que du vin blanc largement coupé d'eau et ne vous croyez pas forcé de supprimer votre verre de Bordeaux et votre tasse de café noir si vous l'aimez ; mais défiez-vous toujours des excès de table et des écarts de régime, surtout si vous avez dépassé la cinquantaine. A cet âge, le rein, très souvent touché par l'artério-sclérose, ne constitue plus un dialyseur parfait comme dans la jeunesse et les produits toxiques ne pouvant plus être éliminés en totalité s'accumulent dans l'organisme et déterminent facilement des accidents d'auto-intoxication par insuffisance rénale.

A tout âge, c'est le plus souvent après un repas, ou plutôt après une série de repas plantureux ou trop copieux, où l'on a fait largement usage et même abus de viandes variées, d'aliments de haut goût et de vins généreux qu'éclatent les manifestations paroxystiques de la diathèse : accès de goutte, de rhumatisme ou de migraine, crises hépatiques ou néphrétiques, poussés d'hémorroïdes, d'urticaire, d'érythème polymorphe et d'eczéma.

Chez le vieillard, c'est après les excès de table et les écarts de régime, comme après les chocs nerveux, les violentes émotions, les traumatismes et les infections qu'éclatent subitement les accidents urémiques préparés sournoisement et de longue main par l'artério-sclérose rénale. Dans tous ces cas, c'est au régime lacté absolu d'abord, au régime lacto-végétarien ensuite, qu'il faut avoir recours pour provoquer l'élimination des substances toxiques, cause de ces accidents, et pour en prévenir l'accumulation dans l'économie.

Hygiène et régime des variqueux et des hémorroïdaires

Ces conseils concernant l'hygiène et le régime que vous avez à suivre s'adressent aussi bien au variqueux qu'au malade atteint de phlébite, car, plus que tout autre, le variqueux est exposé à voir la fatigue ou l'infection déterminer l'inflammation de ses veines. En évitant la fatigue, il prévient les phlébites, le plus souvent localisées et bénignes, mais pouvant cependant s'étendre et devenir graves, qui surviennent si fréquemment dans les membres atteints de varices.

Quant à l'infection, s'il ne peut empêcher les microbes qui ont pénétré dans l'organisme par la voie respiratoire ou digestive de passer dans le sang et de se fixer sur la paroi interne de ses veines altérées, il peut les empêcher de pénétrer par la peau en veillant à l'hygiène, à l'entretien minutieux, à la parfaite intégrité et au bon fonctionnement de celle-ci, en évitant toutes les causes d'irritation dont elle peut être le siège, en pansant avec soin la moindre excoriation qui pourrait servir de porte d'entrée aux microbes et devenir le point de départ d'un ulcère tenace et rebelle ; c'est le meilleur moyen de se mettre à l'abri de l'infection cutanée, c'est aussi le meilleur moyen de prévenir ou d'enrayer les troubles trophiques qui ont toujours de la tendance à se produire, à des degrés divers, sur un membre atteint de varices.

Dans tout membre variqueux, en effet, la circulation des téguments est ralentie, la nutrition viciée, la vitalité compromise ; les altérations vasculaires et nerveuses qui en résultent engendrent des troubles trophiques dans la genèse desquels entre parfois, pour une large part, la compression exercée par le bas élastique trop serré, ou la bande Velpeau mal appliquée : compression qui finit à la longue par déterminer dans les points où elle s'exerce l'anémie de la peau, l'atrophie de ses glandes et la disparition de son système pileux. La peau, déjà mal irriguée, mal innervée, mal nourrie s'amincit, peu à peu devient glabre et luisante, puis s'enflamme et s'ulcère à la moindre cause occasionnelle.

Pour empêcher ces troubles trophiques et ces ulcérations de se produire, il faut chaque jour faire des frictions douces avec un liquide légèrement stimulant (eau alcoolisée, eau de Cologne, baume de Fioraventi, liniment de Rose 1) ou des lotions avec une grosse éponge imbibée d'eau chaude ou froide, selon la saison. Ces soins hygiéniques entretiennent la vitalité des téguments et des muscles, *excitent* la contractilité des vaisseaux, facilitent la circulation dans les réseaux veineux superficiels, et mettent le membre atteint de varices à l'abri des différentes complications qui peuvent survenir.

L'effleurage employé comme modificateur, non des varices elles-mêmes, mais des troubles trophiques concomitants ou consécutifs, peut également rendre de grands services, mais il faut qu'il soit pratiqué avec une extrême prudence et par une main expérimentée.

Pour les hémorroïdaires, l'hygiène et le régime seront les mêmes, mais les soins hygiéniques seront plus rigoureux encore, ils s'imposent d'une façon absolue. Le régime alimentaire sera plus sévère, car chez beaucoup d'entre eux, tout excès de table, tout écart de régime peut provoquer une crise douloureuse.

Ce qu'il faut éviter ici, ce sont encore les repas trop copieux, les mets trop épicés, les viandes faisandées, l'alcool et les vins généreux ; ce sont aussi les professions sédentaires qui exigent la position assise prolongée, les longues courses à cheval ou à bicyclette, les exercices et les jeux violents : ce sont, en un mot, toutes les causes qui congestionnent le foie et augmentent la tension dans la veine porte et les veines hémorroïdales : c'est enfin la constipation qui provoque ou entretient les ulcérations de la muqueuse et détermine fréquemment la procidence et l'inflammation des hémorroïdes.

On voit qu'en somme l'hygiène et le régime du malade convalescent de phlébite, du variqueux, de l'hémorroïdaire sont identiques. C'est que, dans ces différents cas, l'affection est la même, elle change de nom mais ne change pas de nature ; c'est toujours la dilatation, la déformation veineuse qui la constitue, et l'altération des parois vasculaires, qui en est souvent la cause première, est sous la dépendance de la même dystrophie héréditaire, du même tempérament morbide, de la même diathèse.

Combien de temps doit durer votre cure?

Avant de répondre à cette question, il est bon, je crois, de vous expliquer en peu de mots quel est le mode d'action d'une cure thermale.

Toute maladie a une tendance naturelle vers la guérison, car tout agent pathogène provoque des réactions organiques qui ont pour but de le détruire ou d'en neutraliser les effets. Dans la convalescence des maladies aiguës, en général, et tout notamment dans la convalescence de la phlébite, ces réactions peuvent devenir languissantes, insuffisantes. La régression des lésions inflammatoires et des symptômes pathologiques qui les traduisent ne se fait plus alors qu'avec une extrême lenteur ou cesse complètement : l'état chronique simple est constitué. Il est de toute nécessité de réveiller les réactions organiques pour provoquer la résolution de ces produits inflammatoires, de ces exsudats interstitiels qui sont une cause d'irritation permanente pour les tissus et qui peuvent faire dévier le processus inflammatoire vers la sclérose, *nouvel état chronique, mais irrémédiable cette fois-ci, car les lésions scléreuses organisées en tissu fibreux ne rétrocèdent jamais.* C'est le propre, c'est la caractéristique d'une cure thermale de redonner à l'organisme l'impulsion perdue qui va lui faire reprendre son œuvre réparatrice et achever la guérison. La température, la durée et le nombre de bains nécessaires pour réveiller ses forces languissantes et produire cette impulsion ne peuvent être les mêmes pour tous les malades; ils varieront avec l'état de résistance et le mode réactionnel de chacun d'eux. Si l'organisme répond bien à l'excitation produite par les eaux et que l'effort à faire soit peu considérable, 13 *bains peuvent suffire, mais le plus souvent il faudra 21, parfois 28 bains pour obtenir le résultat cherché.*

Chez les névropathes, la cure thermale ne semble agir qu'en rétablissant l'équilibre nerveux rompu. Le nervosisme, en effet, qui forme le fond commun des névroses et des manifestations arthritiques, proprement dites et dont l'excitabilité réflexe exagérée, dont la mobilité de l'expression symptomatique est un des caractères essentiels, semble bien plus constitué par un trouble de fonctionnement du système nerveux, *par un manque de pondération, par une perte d'équilibre que par une perversion bien définie* et le nom de faiblesse irritable qu'on lui a donné rend bien, et l'asthénie nerveuse qui en est la cause première et l'irritabilité qui en est la principale expression symptomatique.

Cette remise au point qui est, en l'espèce, un effet sédatif n'est souvent obtenue qu'après une période de trouble, de perturbation circulatoire provoquée par l'action légèrement excitante de l'eau, qu'il faut savoir réduire au minimum. Ce qu'il faut demander à la cure thermale pour ces malades dont le système nerveux répond souvent d'une façon désordonnée aux excitations les plus simples, *c'est une action doucement reconstituante,* réconfortante, remontante, tonifiante qui, en améliorant l'état général, rétablira l'harmonie des fonctions, fera disparaître tous les désordres nerveux surajoutés dont leur lésion locale était le point de départ, le prétexte, la cause occasionnelle. On n'obtiendra jamais ce résultat avec une cure intensive qui ne ferait qu'exagérer les désordres existants, mais avec une cure douce, surveillée et adaptée au mode réactionnel de chaque malade, avec un nombre de bains limité.

La cure thermale, on le voit, s'adresse à l'organisme et non à la lésion; *c'est l'organisme actionné par l'eau thermale, productrice d'énergie, qui est l'agent de sa propre guérison*, qui engendre toutes les forces nécessaires au déblaiement des parties malades encombrées par les exsudats inflammatoires et les cellules frappées de nécrobiose ou à la formation d'éléments différenciés devant servir à la réparation des tissus. Le nombre classique de 21 bains représente une moyenne imposée par le retour de la période menstruelle chez la femme, par les exigences de la vie et par notre tendance instinctive à faire rentrer tous les cas particuliers dans un même cadre, mais il n'a rien d'absolu, rien de médical.

Précautions à prendre après la cure.

Beaucoup de malades, leur cure terminée, vont faire des excursions rapides et fatigantes sur un des points du littoral, ou de véritables voyages pendant lesquels ils prennent à peine quelques jours de repos. C'est compromettre leur guérison, c'est s'exposer à une rechute qui, souvent d'ailleurs, ne se fait pas attendre. Il faut bien vous persuader qu'en quittant Bagnoles, quelque grande que soit l'amélioration produite, vous n'êtes pas guéris.

Quand la douleur, l'œdème et la gêne des mouvements, symptômes extérieurs, signes révélateurs des lésions anatomiques, des altérations matérielles provoquées par la cause pathogène ont disparu, ces lésions anatomiques, ces altérations matérielles persistent longtemps encore sous forme de reliquats inflammatoires trop amoindris pour se traduire par un signe révélateur, mais toujours prêts à se rallumer, comme le feu qui couve sous la cendre, à la moindre cause occasionnelle suffisante. Aussi longtemps que la veine atteinte d'inflammation ne sera pas revenue à son état normal ou que ne sera pas formée une cicatrice, trace indélébile de l'affection dont vous avez souffert, vous resterez exposés à une rechute ; et si, ne tenant aucun compte des sensations douloureuses que produit la fatigue, par exemple, vous persistez à demander à vos veines le travail normal qu'elles ne peuvent pas encore vous donner, vos lésions vite rajeunies feront renaître les symptômes douloureux d'autrefois. Si ces lésions étaient superficielles et récentes, si le traitement thermal a été institué et dirigé avec prudence, il peut se faire que l'amélioration commencée à la station aboutisse vite à la guérison et que vous puissiez reprendre immédiatement le cours de votre vie normale. Le plus souvent, cependant, il n'en est pas ainsi : ce n'est qu'en reproduisant, en miniature, l'affection dont vous avez souffert, que le traitement thermal permet à l'organisme affaibli de reprendre l'offensive et de provoquer la résolution des reliquats inflammatoires, foyers à demi éteints de votre affection. *Mais les réactions organiques, réveillées par l'action légèrement excitante de l'eau de Bagnoles, ne cessent pas avec le dernier bain, elles ne font souvent que s'orienter dans le sens de la guérison quand vous quittez la station,* et longtemps encore elles vont continuer leur œuvre réparatrice et même transformatrice, chaque jour marquant une étape nouvelle vers le retour à l'état normal et augmentant le sentiment de mieux être dont vous jouissez. Ce sont des forces lentement agissantes qui ne font sentir le plein de leurs effets qu'un ou deux mois après la cure. Il ne faut donc pas troubler l'action bienfaisante et réparatrice de la nature qui a retrouvé la tendance directrice primitive vers la guérison et procède à la rénovation de tout votre être.

Il faut qu'en quittant Bagnoles vous fassiez *une cure de repos* qui permette aux effets curatifs accumulés par les bains de se faire sentir longtemps encore : cette cure de repos, vous pouvez la faire soit à la mer, soit à la campagne, soit en pays de montagne, soit dans vos foyers si vos affaires vous réclament : le principal est que vous évitiez toute fatigue et que vous ne repreniez le cours de votre vie normale que lorsque votre guérison sera bien assurée.

Un séjour de quelques semaines au bord de la mer après une cure faite à Bagnoles est très salutaire. L'air pur et vivifiant du large, rempli de particules salines et tout imprégné de l'âpre senteur des plantes marines, remonte rapidement les malades fatigués par le traitement thermal, entretient la stimulation générale de l'organisme et abrège la durée de la convalescence. Bien entendu, vous ne prendrez aucun bain de mer, vous ne ferez aucune excursion fatigante : mais si la mer produit habituellement sur vous des symptômes de malaise ou d'excitation, si vous souffrez d'une affection pulmonaire ou cutanée facilement excitable qu'elle pourrait aggraver, renoncez à ce séjour. J'ai vu pourtant des malades qui ne pouvaient pas, précédemment, supporter le séjour au bord de la mer, s'en trouver admirablement bien après une cure à Bagnoles. Les cures salines, comme les cures thermales, comme toutes les médications d'ailleurs, ont leurs indications et leurs contre-indications ; elles varient, non seulement avec chaque malade, mais encore avec l'état de santé ou de maladie de chacun d'eux. Les bien saisir et les bien appliquer a toujours constitué le côté le plus délicat de l'art médical.

Et maintenant, si malgré un traitement thermal bien dirigé et bien suivi, si malgré l'observance de tous les conseils que je vous donne, de toutes les précautions que je vous engage à prendre pour favoriser et prolonger l'action salutaire des eaux, vous n'avez pas retrouvé la santé après une première saison à Bagnoles, ne perdez pas courage, revenez l'année suivante à la station, revenez-y plusieurs années de suite, et vous finirez par guérir. J'ai vu des malades quitter Bagnoles sans aucune amélioration ; ils partaient désolés et maudissant la station : deux mois après, l'amélioration était si prononcée qu'ils ne parlaient que d'y revenir pour achever leur guérison.

J'en ai vu d'autres, le fait est plus rare, mais il se produit parfois, chez lesquels l'amélioration tant souhaitée ne survenait qu'après la seconde cure ; j'en ai vu d'autres, enfin, chez lesquels Bagnoles avait produit une rechute, et c'est, je ne saurais trop le dire, à l'action excitante des bains que sont dues ces poussées inflammatoires qui surviennent, parfois, pendant ou à la fin du traitement thermal, *d'où la nécessité absolue de doser cette action excitante pour la faire servir uniquement à la guérison des malades, d'où la nécessité absolue d'interrompre les bains dès que se manifestent les premiers symptômes d'intolérance et d'imposer au malade un ou deux jours de repos avant de lui faire reprendre son traitement.* Je me suis efforcé, dans une publication précédente (1), de faire ressortir tous les avantages que l'on retirait des bains administrés, non d'une façon continue, sans aucune interruption, mais par série de quatre à cinq bains, chaque série étant séparée de la précédente par un jour de repos, et c'est la pratique que l'on doit adopter chez tous les malades nerveux, excitables, à tendances congestives, ou convalescents d'une poussée de phlébite rhumatismale récente, si l'on veut obtenir la guérison par amélioration lente et progressive, sans à-coup, sans rappel de symptômes douloureux, sans recrudescence des phénomènes inflammatoires, sans rechutes.

---

(1) Le *Bain à Bagnoles-de-l'Orne*, 1902.

Est-il bon de faire deux cures dans la même saison ?

La réponse à cette question découle naturellement des considérations qui précèdent. Si l'amélioration produite par la première cure a été immédiate et continue, ou si la crise thermale qu'elle a provoquée a complètement disparu, une seconde cure ne peut qu'augmenter l'amélioration produite par la première, à la condition qu'elle en soit séparée par un intervalle de 2 mois en moyenne.

Si au contraire, la crise thermale engendrée par la première cure persiste, une seconde cure recommencée avant que les symptômes perturbateurs provoqués par les eaux aient complètement disparu, ne pourrait que les accentuer davantage ; il vaut donc mieux s'abstenir complètement.

Pendant combien d'années devez-vous revenir à Bagnoles-de-l'Orne ?

Les résultats cliniques peuvent seuls servir de guide. L'impulsion provoquée par la première cure est parfois suffisante pour faire disparaitre tous les symptômes déterminés par l'inflammation veineuse et le barrage vasculaire. Mais quand la phlébite a été grave, quand le malade est atteint de varices congestives et douloureuses, il faut le plus souvent revenir plusieurs années de suite à la station. Il faut y revenir surtout si dans le courant de l'année, à l'automne ou au printemps ont apparu dans le membre malade à la suite d'une fatigue, d'un surmenage quelconque, ou même sans aucune cause occasionnelle, provoqués par les variations atmosphériques qui caractérisent les saisons de transitions, des symptômes d'insuffisance, des sensations de pesanteur, des douleurs distensives, des crampes, des raideurs ou de l'œdème qui montrent que la contractilité veineuse est encore défaillante, que la compensation n'est pas parfaite. Aussi longtemps que reviendront ces symptômes d'insuffisance, le malade devra revenir à Bagnoles pour tonifier son système veineux, pour le remettre en bon état de fonctionnement et prévenir les complications inflammatoires, les phlébites auxquelles il est toujours exposé. Il doit revenir à Bagnoles comme l'hépatique, comme le diabétique doit revenir à Vichy, le dyspeptique à Pougues, le graveleux et le goutteux à Contrexéville ou Wittel, le rhumatisant à Aix ou Bourbonne, etc., il en retirera des résultats d'autant plus appréciables que l'eau de Bagnoles-de-l'Orne exerce son action vaso-constrictive et décongestionnante non pas exclusivement sur le tissu veineux mais sur tous les organes en état de souffrance et qu'elle possède en outre une action reconstituante générale qui réveille les réactions languissantes de tous les organismes affaiblis.

TABLE DES MATIÈRES

CHARTRES. — IMPRIMERIE DURAND, RUE FULBERT.

CHARTRES. — IMPRIMERIE DURAND, RUE FULBERT.

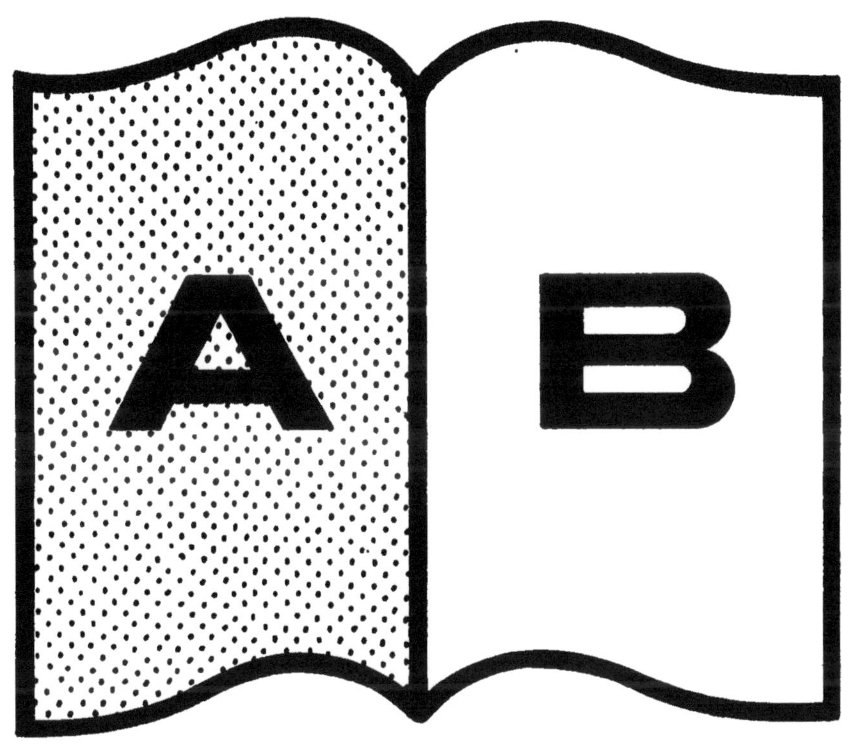

Contraste insuffisant

NF Z 43-120-14

www.ingramcontent.com/pod-product-compliance
Ingram Content Group UK Ltd.
Pitfield, Milton Keynes, MK11 3LW, UK
UKHW021018200726
13857UKWH00004B/1490